AF363790

NOTICE

SUR LES

QUANTITÉS D'EAU MINÉRALE

QU'IL CONVIENT DE BOIRE

Pendant et après la Saison de Vichy

LEUR

MEILLEUR MODE D'ADMINISTRATION

et le

RÉGIME ALIMENTAIRE A SUIVRE CHEZ SOI

APRÈS LE TRAITEMENT THERMAL

PAR

Le Docteur COLLONGUES

Médecin résidant à Vichy, Lauréat de la Faculté de Paris.

VICHY

IMPRIMERIE & LIBRAIRIE C. BOUGAREL

—

1871

NOTICE

QUANTITÉS D'EAU MINÉRALE

QU'IL CONVIENT DE BOIRE

Pendant et après la Saison de Vichy

LEUR

MEILLEUR MODE D'ADMINISTRATION

et le

RÉGIME ALIMENTAIRE A SUIVRE CHEZ SOI

APRÈS LE TRAITEMENT THERMAL

PAR

Le Docteur COLLONGUES

Médecin résidant à Vichy, Lauréat de la Faculté de Paris.

VICHY

IMPRIMERIE & LIBRAIRIE C. BOUGAREL

—

1871

QUANTITÉ D'EAU MINÉRALE

QU'IL CONVIENT DE BOIRE PENDANT LA SAISON DE VICHY

Depuis longtemps, on a abandonné la méthode qui consistait à laisser boire au malade autant d'eau qu'il pouvait en supporter.

Voici la formule et les quantités d'Eaux minérales adoptées par la plupart des praticiens de Vichy.

Un verre par jour.

1er jour.	7me jour.	14me jour.	21me jour.
240gr	1680gr	3360gr	5040gr

Deux verres par jour.

| 480gr | 3360gr | 6720gr | 10080gr |

Trois verres par jour.

| 720gr | 5040gr | 10080gr | 15120gr |

Quatre verres par jour.

| 960gr | 6720gr | 13440gr | 20160gr |

Cinq verres par jour.

| 1200gr | 8400gr | 16800gr | 25200gr |

Six verres par jour.

| 1440gr | 10080gr | 20160gr | 30240gr |

DOSES ABSORBÉES

Toutes les doses au-dessus de six verres sont universellement repoussées comme pouvant être nuisibles ou sans efficacité pour la guérison.

On boit également, suivant l'ordonnance du médecin-traitant, les doses d'un, deux ou trois verres, par fraction de demi-verre ou quart de verre.

Cette formule est empirique ; aussi nous a-t-il paru opportun de lui en substituer une autre, basée sur les lois de la thérapeutique.

L'art de guérir les maladies par les remèdes a, en effet, appris au lit du malade, qu'on devait toujours, dans l'administration des médicaments, suivre les trois lois suivantes : 1° diviser les doses des médicaments ; 2° les augmenter et diminuer progressivement; 3° enfin ne donner jamais les mêmes doses.

Notre formule de traitement a pour but de se conformer à ces trois données de l'expérience thérapeutique.

Première graduation ou première échelle.

Doses à 30 grammes prises le matin, à jeun, de sept heures à neuf heures, et le soir, de deux à quatre heures, à cinq minutes d'intervalle les unes des autres :

1er jour, matin, 1 fois, 30 gr.   Soir, 2 fois, 30 gr.
2me jour, matin, 3 fois, 30 gr.   Soir, 4 fois, 30 gr.
3me jour, matin, 5 fois, 30 gr.   Soir, 6 fois, 30 gr.
4me jour, matin, 7 fois, 30 gr.   Soir, 8 fois, 30 gr.
5me jour, matin, 7 fois, 30 gr.   Soir, 6 fois, 30 gr.
6me jour, matin, 5 fois, 30 gr.   Soir, 4 fois, 30 gr.
7me jour, matin, 3 fois, 30 gr.   Soir, 2 fois, 30 gr.

Il faut, autant que possible, aller à la source à chaque dose.

On recommencera cette graduation à la deuxième et à la troisième semaine de traitement.

Les quantités d'eau absorbées seront :

1er jour.	7me jour.	14me jour.	21me jour.
90 gr.	1890 gr.	3780 gr.	5670 gr.

Deuxième graduation ou deuxième échelle.

Doses à 60 grammes, prises le matin à jeun, de sept heures à 9 heures, et le soir, de deux à quatre heures, à six ou sept minutes d'intervalle les unes des autres :

1er jour, matin, 1 fois, 60 gr.		Soir, 2 fois, 60 gr.
2me jour, matin, 3 fois, 60 gr.		Soir, 4 fois, 60 gr.
3me jour, matin, 5 fois, 60 gr.		Soir, 6 fois, 60 gr.
4me jour, matin, 7 fois, 60 gr.		Soir, 8 fois, 60 gr.
5me jour, matin, 7 fois, 60 gr.		Soir, 6 fois, 60 gr.
6me jour, matin, 5 fois, 60 gr.		Soir, 4 fois, 60 gr.
7me jour, matin, 3 fois, 60 gr.		Soir, 2 fois, 60 gr.

Il faut, autant que possible, aller à la source à chaque dose.

On recommencera cette graduation dans les deuxième et troisième semaine de traitement.

Les quantités d'eau absorbées sont :

1er jour	7me jour	14me jour	21me jour
180 gr.	3780 gr.	7560 gr.	11340 gr.

Troisième graduation ou troisième échelle.

Doses à 90 grammes, prises le matin, à jeun, de sept à 9 heures, et le soir, de deux à quatre heures, à sept ou huit minutes d'intervalle les unes des autres :

1er jour, matin, 1 fois, 90 gr.		Soir, 2 fois, 90 gr.
2me jour, matin, 3 fois, 90 gr.		Soir, 4 fois, 90 gr.
3me jour, matin, 5 fois, 90 gr.		Soir, 6 fois, 90 gr.
4me jour, matin, 7 fois, 90 gr.		Soir, 8 fois, 90 gr.
5me jour, matin, 7 fois, 90 gr.		Soir, 6 fois, 90 gr.
6me jour, matin, 5 fois, 90 gr.		Soir, 4 fois, 90 gr.
7me jour, matin, 3 fois, 90 gr.		Soir, 2 fois, 90 gr.

Il faut, autant que possible, aller à la source à chaque dose ; mais, dans les trois jours de fortes doses, on peut prendre deux doses coup sur coup pour éviter une station trop prolongée.

On recommence cette graduation les deuxième et troisième semaines de traitement.

Les quantités d'eaux absorbées sont :

1er jour	7me jour	14me jour	21me jour
270 gr.	5670 gr.	11340 gr.	17010 gr.

Quatrième graduation ou quatrième échelle.

Doses à 120 grammes, prises le matin, à jeun, de sept à neuf heures, et le soir, de deux à quatre heures, à dix ou quinze minutes d'intervalle les unes des autres :

1er jour, matin, 1 fois, 120 gr.   Soir, 2 fois, 120 gr.
2me jour, matin, 3 fois, 120 gr.   Soir, 4 fois, 120 gr.
3me jour, matin, 5 fois, 120 gr.   Soir, 6 fois, 120 gr.
4me jour, matin, 7 fois, 120 gr.   Soir, 8 fois, 120 gr.
5me jour, matin, 7 fois, 120 gr.   Soir, 6 fois, 120 gr.
6me jour, matin, 5 fois, 120 gr.   Soir, 4 fois, 120 gr.
7me jour, matin, 3 fois, 120 gr.   Soir, 2 fois, 120 gr.

Il faut, autant que possible, aller à la source à chaque dose ; mais, dans les jours de fortes doses, on peut prendre deux doses coup sur coup pour éviter une station trop prolongée.

On recommencera cette graduation les deuxième et troisième semaines de traitement.

Les quantités d'eaux absorbées sont :

1er jour	7me jour	14me jour	21me jour
360 gr.	7560 gr.	15120 gr.	22680 gr.

La méthode la plus complète que l'on puisse suivre nous paraît être la suivante :

1re semaine, 1re graduation, à 30 gr. Total, 1890 gr.
2me semaine, 2me graduation, à 60 gr. Total, 3780 gr.
3me semaine, 3me graduation, à 90 gr. Total, 5670 gr.
4me semaine, 4me graduation, à 120 gr. Total, 7560 gr.

Total général, 18900 gr.

SUITE DU TRAITEMENT DE VICHY
APRÈS LA SAISON

Rentré chez lui après la saison de Vichy, le malade ne doit faire, pendant l'espace de six semaines, aucune espèce de traitement qui puisse contrarier l'action des eaux de Vichy.

Cette action est le plus souvent si vive, qu'on doit s'attendre à avoir une crise, et, dans ce cas, on ne doit pas se persuader que la maladie ne sera pas modifiée, et que le résultat du traitement thermal sera nul. On doit, au contraire, conserver la plus parfaite assurance que l'effet des eaux sera aussi favorable que possible.

Après ces six semaines de repos, le malade fera usage, quinze jours par mois, pendant trois mois, de trois verres d'eau de Vichy, en faisant son choix sur la source que le médecin désignera.

La formule à adopter pour cette boisson sera celle qui aura le mieux réussi à Vichy même, c'est-à-dire la boisson des eaux en dehors des repas.

Pendant les 15 jours de la boisson, le malade prendra deux bains par semaine, avec 250 grammes de sel de Vichy par bain.

Il sera suffisant de prendre deux bains par semaine pendant les quinze jours de boisson.

La quantité de bains est donc fixée à douze pour trois mois, et la quantité de sels à trois kilos.

On absorbera de cette sorte, en boissons, 32,400 grammes d'eau ou 33 litres.

La caisse d'eau de Vichy est de 50 litres. Il en restera 17 à terminer. Ce n'est que six semaines après que cette quantité se boira, coupée avec le vin cette fois, pendant le repas du matin et le repas du soir ; de nouveaux bains ne sont pas nécessaires.

RÉGIME ALIMENTAIRE A SUIVRE CHEZ SOI
APRÈS LA SAISON DE VICHY

Régles générales d'un bon régime. — Pour composer un régime, il faut : 1º déterminer les besoins du corps d'après l'âge, le sexe, la constitution, le travail, le climat; 2º choisir les aliments selon leur qualité, leur pouvoir nutritif, les propriétés appétissantes, leur facilité à être digérés et le prix de chacun d'eux; 3º associer les aliments de manière à ce qu'ils ne nuisent pas à l'appétit, ne surchargent pas les fonctions digestives; 4º préparer les aliments par les meilleurs procédés culinaires; 5º enfin distribuer la nourriture de chaque jour par des repas bien ordonnés.

L'expérience nous apprend que trois repas par jour, de la nature la plus simple, sont ce qui convient le mieux à tous les tempéraments. Le déjeuner, pour satisfaire au besoin causé par un long jeûne et réparer les pertes produites pendant la nuit par les sécrétions. Le dîner, dans le milieu du jour, pour soutenir l'organisme pendant les fatigues causées par le travail, et un léger repas à la nuit, sous forme de souper fort simple, pour restaurer le corps et provoquer les sécrétions pendant la nuit.

La proportion des repas est de un pour le souper, un et demi pour le déjeuner, et deux pour le dîner.

Il faut associer les aliments de telle manière qu'ils ne paralysent pas l'appétit, qu'ils ne surchargent pas les facultés digestives, et en outre qu'ils soient changés, de temps en temps, non-seulement dans leur nature, mais dans les manipulations, dans la manière de les préparer et de les assaisonner. S'il y a dans la nourriture trop ou trop peu de ces principaux éléments, il en résultera bientôt divers dérangements dans le système.

Un excès d'aliments respiratoires déterminera le développement de la graisse, gênera la nutrition des tissus musculaires ; ceux qui mangent beaucoup de riz, de pommes de terre et d'autres éléments farineux ou féculents ; ceux qui boivent beaucoup de bière ont ordinairement un extérieur bouffi, et sont peu capables d'exercice. D'un autre côté, lorsque les éléments plastiques de la nourriture sont en excès, l'organisme est surexcité ; il se forme trop de sang, ce qui prédispose aux maladies de nature pléthorique.

Le manque de nourriture est suivi de délabrement général de l'organisme. Les annales de tous les peuples prouvent qu'il existe d'étroits rapports entre la peste et la famine

Les résultats morbifiques d'un excès ou d'un défaut de matières salines ne sont pas moins importants. Le sel est nécessaire dans l'alimentation.

Il faut mêler les aliments plastiques animaux et les végétaux ; il faut se rappeler, dans la proportion des aliments végétaux, que tous les tissus corticaux et ligneux, comme les peaux de fruits et l'écorce des céréales, ne peuvent être digérés, et que, par suite de leur action irritante, ils entraînent la nourriture dans le canal alimentaire et en font perdre une partie. Il est donc nécessaire que tous ces tissus soient enlevés aussi complètement que possible.

Il n'y a pas de règle absolue pour l'alimentation : ce qui est bon pour les uns est mauvais pour les autres.

Les aliments de premier ordre sont le lait et ses dérivés, le bouillon, le consommé, les viandes de toute sorte, l'extrait de viande Liebig, les farines, surtout celle de froment, le pain, les œufs, les poissons et certains légumes en purée.

Parmi les boissons, nous trouvons : le vin, la bière, le cidre, le thé, le café et le cacao.

Voici un aperçu de la valeur nutritive des principaux aliments dans l'ordre décroissant : pour les substances animales : le lait, jaune d'œuf, huître, fromage, anguille, morue, foie de bœuf, pigeon, mouton, saumon, agneau, blanc d'œuf, homard, raie, veau, bœuf, porc, turbot, jambon, hareng. Pour les substances végétales : riz, pommes de terre, maïs, seigle, radis, blé, orge, avoine, pain blanc, pain noir, pois, lentilles, haricots, fèves.

RÉGIME ALIMENTAIRE
DANS LES MAUX D'ESTOMAC

Les maux d'estomac comportent deux sortes de régimes : le régime débilitant et le régime adoucissant.

Régime débilitant.

Deux repas : 10 heures et 5 heures.

Potage matin et soir au tapioka, au lait ou au bouillon ; purée de pommes de terre, de lentilles, revalescière, farine mexicaine, épinards accomodés au jus ou au maigre. Très-peu de pain, pommes cuites, pruneaux, biscuits de Reims ou à la Cuillère, fruits de saison, pour boisson de l'eau rougie avec du vin de Bordeaux.

Régime adoucissant.

Trois repas par jour : 7 heures 1r2, 11 heures, 6 heures ; un potage le matin au premier déjeuner, un plat de viande blanche le matin, un plat de viande blanche le soir ; il est permis, tous les deux jours, au deuxième déjeuner, un rôti de filet de bœuf.

Aliments recommandés. — Potage gras au vermicelle, tapioka, pâte d'Italie, soupe au pain ; potage maigre à la purée de pommes de terre, de carotte, de lentilles, de maïs ; soupe au lait, au potiron ; œuf à la coque, bouillon au jus, jeunes poulets, un peu de bœuf, de mouton, de veau, de menu gibier à plume, rôti ou grillé ; poisson : jeune truite, brochet, éperlan, merlan, limande, sole, huîtres ; légumes : pommes de terre, pois verts, haricots verts, purée de lentille, riz au gras, au maigre, asperges, artichauts, carottes nouvelles, laitue, chicorée cuite, épinards ; fruits : cerises, abricots, pommes, poires, raisins, figues fraîches, prunes, pruneaux, fraises, le tout très-mur ; crême fouettée, fromage à la crême, charlotte soufflée, compotes, marmelades de confitures.

Préparations. — Viandes rôties, grillées, braisées ; blanquettes fricassées ; poisson cuit à l'eau, au sel, au court-bouillon, à la sauce blanche ; légumes à l'eau, à la sauce blanche, sautés au beurre ; cuisine très-peu épicée ; sel, sucre, beurre frais, fruits crus, vinaigre petite quantité ; sauces : sauce blanche à la maître d'hôtel, à la hollandaise.

Boissons. — Vin de Bordeaux, lait d'ânesse, de vache.

Aliments défendus. — Bœuf, mouton, pigeon, dinde, canard, gibier, toute la charcuterie ; pas de poisson salé, ni moules, ni homard ; pas de légumes secs, à l'exception des purées ; pas de truffes, ni de crudités, ni de salade ; pas de fruits secs, pas murs ; pas de marrons, ni noix, ni olives ; pas de fromage de haut goût ; pas de pâtisserie excepté le biscuit de Reims ou à la Cuillère ; pas de ragoûts, de gratins, de friture, de baignets, d'épice, de vinaigre, d'acides, de poivre, de moutarde, de hors-d'œuvre et de sauce composée.

Le vin de Bordeaux sera coupé d'eau de Vichy, de Vals ou de Saint-Galmier.

RÉGIME DES GHLOROTIQUES, ANÉMIQUES, CACHECTIQUES

Et des Maladies chroniques et de toutes les débilités sans maladie d'Estomac.

Régime fortifiant.

Quatre repas par jour : sept heures et demie, onze heures et demie, trois heures et demie, six heures et demie.

Deux plats de viande noire le matin au second déjeuner.

Deux plats de viande, l'un noire, l'autre blanche, au dîner.

Le déjeuner sera composé d'un potage gras ou d'un chocolat copieux.

Le goûter sera composé d'un œuf à la coque, d'un peu de confiture et d'un verre de vin pur vieux.

Aliments recommandés. — Potages gras au salep, tapioka, d'arrow-root, soupe au pain, bouillon consommé ; œuf à la coque ; bouillon au jus ; viande : bœuf, mouton, pigeon, caneton, gibier sauvage, rôti grillé, braisé ; beaucoup de viande, peu de pain ; jus de côtelettes de mouton ; le beafteack et le rumsteak saignants ; la viande crue hachée ; tous les poissons, le homard n'est pas excepté ; tous les légumes sont bons, surtout ceux qui sont accomodés au jus de viande. Le dessert peut comprendre tous les fruits et toutes les gourmandises.

Aliments réservés. — Les potages maigres ; les viandes blanches, comme le veau, l'agneau, le cochon de lait ; peu de légumes herbacés ; peu de fruits acides ; peu de pâtisserie ou friture, et pas trop de sauce.

Boisson : Bourgogne, Bordeaux ; eau ferrugineuse comme l'eau d'Hauterive, de Lardy, de Mesdames ; de St-Yore ; café noir, thé, et un peu de liqueur ; bouillon froid entre les repas.

Boisson défendue. — Ni vin blanc ni Champagne.

RÉGIME DES GOUTEUX,

Et des malades atteints d'affections bilieuses, calculeuses et vésicales.

Régime relâchant.

Trois repas par jour, ou deux, selon le tempérament.

Ce qu'il faut surtout éviter. — L'oseille, la groseille, les acides, la charcuterie, les sauces épicées, le gibier sauvage, les poissons à écailles, les fritures, les féculents secs comme : les pois, les haricots secs ; la pâtisserie, le poivre, les hachis, la graisse et le beurre en trop grande quantité, le vin pur , les liqueurs, les alcools.

Aliments recommandés.—Potages gras ou à la purée de pommes de terre, au maïs, aux carottes, aux herbes, au potiron ; bouillon de poule alterné avec le bouillon de bœuf ; potage au lait.

Viande. — Filet de bœuf, pigeons jeunes, canetons ; viandes blanches : veau, poulet, dinde ; poissons de toute sorte, excepté le homard et les moules ; légumes verts de toute sorte ; omelettes ; dessert : cerises, fraises surtout, raisin, pommes ; pain de seigle et de son.

Préparation. — Viandes grillées, ou rôties ou braisées, blanquettes fricassées ; poisson à l'eau, sauce douce à l'huile d'olive ; légumes à l'eau et au beurre frais ; du reste, peu de beurre et de corps gras.

Boisson. — Vieux vin de Bordeaux coupé, eau des Célestins.

Pruneaux laxatifs du dessert.—Nous recommandons au dessert du dîner, depuis fort longtemps dans notre clientèle, un, deux ou trois pruneaux laxatifs ; cette pratique nous a toujours donné les meilleurs résultats chez les personnes constipées.

Préparation de ces pruneaux. — On prend 16 grammes de follicules de casse ou de séné, on fait une infusion dans trois quart de verre d'eau bouillante ; on laisse l'infusion se faire pendant trois quarts d'heure ; on passe ensuite à travers un linge et on jette les feuilles. Dans l'infusion, on ajoute seize pruneaux, un verre de vin de Bordeaux, un peu de canelle, de sucre, deux tranches de citron, et on fait bouillir, jusqu'à réduction, de bons pruneaux de dessert.

RÉGIMÈ DÈS DIABÉTIQUÈS

D'après M. le Dr Bouchardat.

ALIMENTS DÉFENDUS.— *Les féculents et les sucres.* — Exemples : sucres, pain de toutes les céréales, pâtisseries, riz, maïs et autres graines féculentes ; les pommes de terre, les fécules de pommes de terre, d'arrow-root, de sagou, de tapioka et autres fécules alimentaires ou parties de végétaux qui en contiennent ; les pâtes farineuses de toute sorte, telles que semoule, macaroni, vermicelle, etc. ; les haricots, pois, lentilles, fèves, les marrons et les châtaignes ; les radis, les raves, les carottes, les navets et autres racines féculentes ou sucrées ; tous les fruits, et particulièrement les fruits sucrés, tels que les prunes et les pruneaux, les abricots, les raisins frais ou secs, les figues, les ananas, les poires, les pommes, les melons, etc. ; les confitures et autres aliments et boissons sucrées ; le miel, le lait, la bière, le cidre, les vins nouveaux ou sucrés, les eaux gazeuses, les limonades et autres boissons acides, surtout lorsqu'elles sont sucrées.

La farine de froment et toutes celles de céréales ou de légumineuses, toutes les fécules, ne doivent pas intervenir dans les sauces, de même que la chapelure ; elles doivent être remplacées par la farine de gluten, par la poudre de gluten panifiée, ou, plus simplement, par des jaunes d'œufs, du beurre ou de la crème. Le sucre, le caramel, les carottes, les oignons, les navets, doivent être également proscrits. Tous les légumes doivent être blanchis à grande eau, bien égouttés et divisés menus avant cette opération, si cela est possible.

ALIMENTS PERMIS. — *Potages.* — Potages gras, à la viande ou au beurre, ou à l'huile d'olives, ou potages maigres, aux choux, aux poireaux, aux œufs pochés, à la purée de gibier, à la pâte au gluten, au gluten granulé pur, à la semoule ou au vermicelle de gluten, toujours sans pain ni farine.

Hors-d'œuvre. — Huîtres, escargots, tous les coquillages ; crevettes, homards, tous les crustacés ; olives, sardines fraîches ou confites, thon mariné, artichaux à **la** poivrade, beurre, toutes les charcuteries, jambon au jus ou aux épinards, etc.

Viandes. — Bœuf, veau, agneau, mouton, porc frais, bouillis ou rôtis, ou au jus, aux choux, au cresson, aux haricots verts, à la chicorée, aux épinards, aux champignons, aux truffes, à la vinaigrette, au beurre d'anchois, aux pointes d'asperges, à la poulette, sans farine ordinaire ; les rognons ; la cervelle au beurre noir, frite avec farine de gluten, etc.

Volailles. — Poulet, chapon, dinde, canard, caneton, oie, pigeon, rôtis ou bouillis, au gros sel, à l'estragon, aux laitues, aux olives, aux truffes ou aux champignons ; salade de volaille en mayonnaise, galantine de volaille.

Gibier. — Perdreau, bécasse, caille, mauviette, grive, sarcelle, lièvre, lapin, chevreuil, rôtis ou en salmis, aux champignons, aux truffes, à la sauce piquante, en civet.

Poissons. — Tous les poissons, à la sauce aux câpres ou à l'huile, au bleu, au beurre et aux fines herbes, en gratin, en matelotte, au beurre noir, à la marinière, à la tartare, en mayonnaise. Toutes les sauces blanches doivent être préparées avec le beurre et les jaunes d'œufs sans farine, on avec la farine de gluten ou de son épuré. Dans les fritures de poisson ou autres, on remplacera la farine ordinaire par la farine de gluten, ou de la farine de son parfaitement épurée.

Œufs. — Œufs frais, sur le plat, au beurre noir, pochés au jus ou sur la chicorée ou aux épinards ; omelettes aux fines herbes, au jambon, aux oignons, aux divers fromages.

Légumes. — Artichaux , chouxfleurs, choux de Bruxelles, laitue, haricots verts, asperges, épinards, chicorée, champignons, salsifis, cardons, truffes, concombres à la sauce, au beurre ou à l'huile, ou au jus ou à l'huile et au vinaigre, peu vinaigrés, ou frits avec les précautions indiquées plus haut.

Salades. — Laitues, romaine, escarolle, chicorée, barbe de capucin, mâches, scorsonère, cresson, haricots verts, chouxfleurs. L'huile et la crème doivent entrer pour une large portion dans leur assaisonnement. Peu de vinaigre; il peut être remplacé par du vin.

Pâtisseries. — Elles doivent être préparées avec de la farine de gluten, au lieu de la farine ordinaire, d'excellent beurre et des œufs très frais. Voici le mode de préparation du *gâtean de gluteu* ou de *farine de son épuré* :

Eau, demi-litre ; beurre très frais, 110 grammes ; sel, quantité suffisante. Faites bouillir ; retirez du feu ; ajoutez farine de gluten ou farine de son épuré, 250 grammes ; mêlez intimement ; travaillez vivement sur le feu afin d'obtenir une pâte très ferme ; retirez du feu, laissez refroidir cinq minutes ; ajoutez alors, en agitant vivement, de trois à six œufs frais. Divisez en petites galettes de l'épaisseur du doigt, de la largeur d'une assiette ; faites cuire à un feu doux pendant environ une demi-heure.

On peut préparer avec la farine de gluten ou de son épuré des crêpes ou des gaufres ; également des petits pâtés au jus, au homard, aux huîtres ; des vol-au-vent à la volaille, au riz de veau, au poisson, aux champignons et aux truffes.

Dessert. — Fromage à la crème, sans sucre, ou fromage de Neufchâtel, de Brie, d'Auvergne, de Gruyère, de Roquefort, de Chester ou de Parmesan, de Stilton. Amandes, noix, noisettes, cerneaux.

Boissons permises. — Vin vieux de Bourgogne, vieux bordeaux, eau-de-vie étendue d'eau, macération de quinquina, eau de Vichy, bières amères ou Burton bitter ale, bouillon froid.

ALIMENTS PAR LESQUELS IL FAUT COMMENCER
A REVENIR A LA VIE COMMUNE
LORSQUE LES URINES NE CONTIENNENT PLUS DE SUCRE

Echaudés, pain de son, pain ordinaire, mais toujours en quantité modérée ; préférer la croûte ou le pain légèrement torréfié au four, ou le biscuit marin torréfié, pommes de terre frites, semoule de gluten ordinaire.

Outre les aliments permis, on peut faire intervenir dans l'alimentation les parties gélatineuses des animaux, telles que pied de cochon, andouilles de Troyes, oreilles ou tête de veau. On peut associer les feuilles de céleri à la salade, essayer le céleri bien blanchi au jus de viande, les carottes et les navets coupés très-menus, blanchis à grande eau et accommodés au jus de viande.

On peut accorder une tranche de melon et les fruits suivants : fraises, pêches, ananas, framboises, groseilles, fraises, mais toujours sans sucre. On peut prendre ces fruits conservés par le procédé d'Appert, sans sucre ou à l'eau-de-vie, également sans sucre. On peut essayer les pommes et les poires, mais toujours en quantité modérée, crues et sans sucre. On peut boire de la bière de Garde, mais vieille, non gazéuse, pure ou étendue d'eau.

Vichy, imp. et lith. Bougarel.